Être parent d'un enfant atteint d'un trouble oppositionnel avec provocation

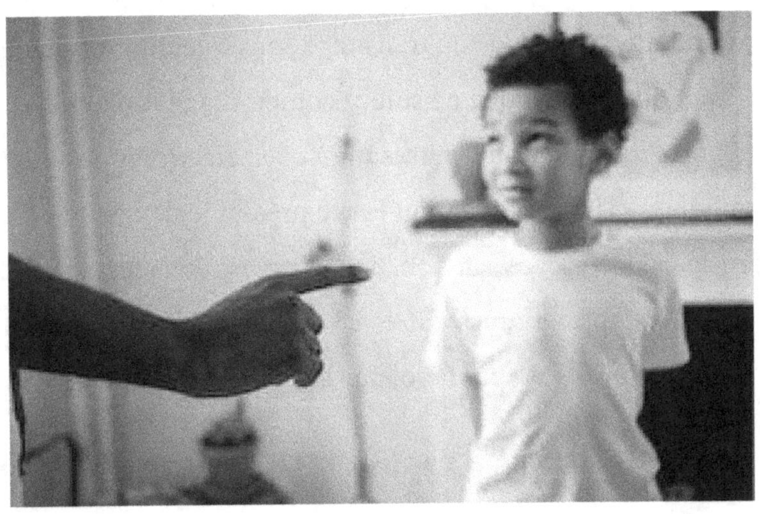

Stratégies et conseils pour les parents et les enseignants pour gérer les comportements difficiles chez les enfants avec ODD

Stella O.Maurice

TABLE DES MATIÈRES

TABLE DES MATIÈRES 2

INTRODUCTION 4

CHAPITRE 1 8

Définition du trouble oppositionnel avec provocation 8

Indications du IMPAIR..10

ODD à l'âge adulte..11

Stringence des symptômes impairs.....................................12

CHAPITRE 2 16

ODD et autres troubles connexes 16

CHAPITRE 3 26

Inconvénients du trouble oppositionnel avec provocation 26

CHAPITRE 4 30

Causes d'étrangeté et facteur de risque 30

Diagnostic impair..32

CHAPITRE 5 36

Approche de traitement ODD...36

Remèdes ODD dans les écoles 44

CHAPITRE 6 50

Techniques d'adaptation pour les familles d'enfants rebelles et oppositionnels 50

GESTION DES IMPAIRES EN CLASSE : STRATÉGIES.....55

CHAPITRE 7 64

Prévention des IMPAIRS 64

Techniques de contrôle du stress pour le trouble oppositionnel avec provocation 65

CHAPITRE 8 70

CONCLUSION 70

Plans futurs pour le traitement et la recherche sur le trouble oppositionnel avec provocation 70

INTRODUCTION

En tant que chercheur en santé, les mardis sont toujours mouvementés pour moi. Il y a toujours beaucoup de choses à ranger sur mon bureau avec peu ou pas de pause. Ce mardi est un peu favorable, j'ai 45 minutes de pause avant ma prochaine tâche. Quelques minutes après le début de ma sieste, le téléphone sonna. Ça venait de l'école de Skylar. C'était un appel de son directeur me demandant de venir le chercher à l'école pour la énième fois à cause de son comportement. Skylar est toujours en conflit avec tout ce qui l'entoure. Il refuse de suivre les instructions de base, agit spontanément et se dispute fréquemment avec des adultes comme ses instructeurs, ce qui a rendu furieux son père et moi. La conduite de Skylar est devenue de plus en plus difficile à contrôler au fil du temps, mettant à rude épreuve ses relations et entravant sa réussite scolaire. En tant que chercheur en santé, je savais que nous devions consulter un psychologue pour enfants pour connaître la cause profonde de l'attitude de Skylar. Skylar a reçu un diagnostic de trouble oppositionnel avec provocation (ODD), un trouble du comportement fréquemment observé chez les enfants et les adolescents.

Rien ne fait ressortir toutes vos angoisses et vos défauts en tant que parent d'un enfant rebelle. surtout un enfant qui agit de manière irrationnelle en public. « Qu'est-ce que je fais de mal ? », vous demandez-vous peut-être en tant que parent, lorsque les ordres les plus simples ou une demande manifestement juste rencontrent une résistance. Et vous pensez : « être parent ne devrait pas être si difficile ».

Les regards condamnables, les remarques et les conseils importuns de la part de parents, d'amis et du rare spectateur ajoutent également à votre anxiété. Parce que vous savez qu'ils pensent tous la même chose : il/elle fait tout de travers. Il/Elle n'est pas un bon parent.

Les parents ne veulent jamais encourager des comportements inappropriés, mais nous le faisons souvent sans nous en rendre compte. Pensez à ces exemples :

- ☐ Il est 2 minutes avant l'heure du coucher de Skylar. Après que Skylar ait ignoré mes deux premiers appels pour qu'il pose ses appareils et se couche, j'ai dû lui crier une troisième fois pour le faire.
- ☐ J'ai demandé à Skylar de ranger ses appareils électroniques et de se préparer à aller au lit. Il devient irrité et ennuyé. Je lui ai donné 10 à 15 minutes supplémentaires pour lui éviter une crise.

Dans le premier cas, l'enfant découvre que crier est un bon moyen de communiquer. Il pourrait également apprendre inconsciemment qu'il peut continuer à ignorer vos premières demandes puisqu'il ne vous prendra au sérieux que lorsque vous aggraverez la situation.

La deuxième possibilité implique que votre enfant apprenne que faire une crise pourrait lui apporter ce qu'il veut, le rendant plus enclin à répéter la même chose dans les jours à venir.

Ces deux situations peuvent conduire à de futures disputes au sein des familles, et plus elles se produisent, plus elles créent des habitudes difficiles à briser et ancrées dans l'esprit des gens.

Ces situations peuvent survenir avec ou sans que votre enfant ait un ODD, mais lorsqu'elles se produisent souvent, cela augmente la probabilité qu'un problème de comportement soit identifié.

Et de la même manière, les enfants ne sont pas toujours en faute, les parents non plus. Les enfants atteints d'ODD sont susceptibles d'être plus hostiles aux personnes qu'ils reconnaissent bien. Les comportements typiques des ODD peuvent ne pas être aussi efficaces dans un environnement comme l'école, où un enfant a moins d'influence globale sur l'environnement dans lequel il se trouve.

Le fait de lire ce livre signifie que vous avez un fils, une fille, un neveu, une nièce ou un parent atteint du trouble oppositionnel avec provocation.

Suivez-moi dans ce voyage pour découvrir comment nous avons fait face à l'état de Skylar et comment Skylar a réagi à son traitement.

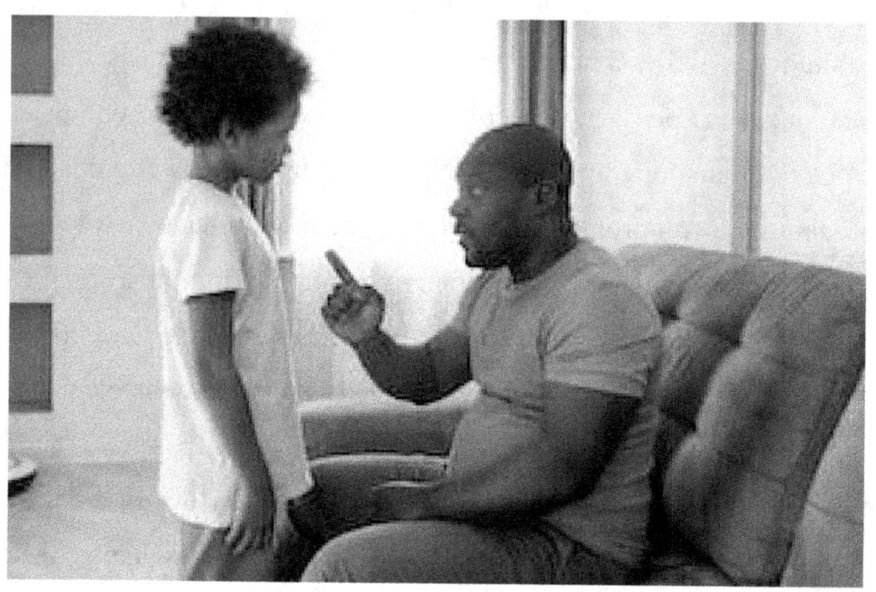

CHAPITRE 1

Définition du trouble oppositionnel avec provocation

Même les enfants les plus sages peuvent parfois être difficiles et stimulants. Un modèle persistant de comportement provocateur et hostile envers les figures d'autorité est une caractéristique du trouble oppositionnel avec provocation (ODD), un problème de santé mentale généralement diagnostiqué chez les enfants et les adolescents. Il s'agit d'un modèle continu d'antagonisme, d'impatience, de disputes et de défi envers les parents et les autres adultes en position d'autorité.

Lorsqu'il s'agit d'adultes, y compris de parents, d'instructeurs et d'autres figures d'autorité, les enfants atteints d'ODD affichent fréquemment un modèle de négativité, d'argumentation et de défi. Des crises de colère fréquentes, des disputes avec des adultes, le non-respect des règles, l'agacement délibéré des autres, le fait de blâmer les autres pour ses erreurs et une disposition facile à l'irritation ou à la colère sont des exemples de ce comportement. Ils font un effort considérable pour démontrer que vous n'avez aucune influence sur eux.

La plupart des parents sont inquiets à cause du mot trouble, mais le TOP n'est pas une maladie. C'est plus une nuisance qu'une maladie mentale. Cela pourrait également être appelé une plage. Pourquoi le spectre, vous demandez-vous peut-être. C'est parce que chaque enfant présente occasionnellement un comportement oppositionnel, surtout lorsqu'il a faim, est stressé ou est bouleversé. Les parents, les instructeurs et d'autres adultes peuvent les rencontrer en train de se disputer, de leur répondre, de leur désobéir et de les défier. Pour les tout-petits et les jeunes adolescents, les comportements opposés constituent une étape typique de la croissance. La maladie oppositionnelle de provocation ne doit donc pas être considérée comme une maladie mais plutôt comme une gêne.

ODD implique également le comportement connu sous le nom de vindicte, qui consiste à être méchant et à chercher à se venger. La vie familiale, les interactions sociétales, le travail scolaire et d'autres facettes de la vie quotidienne sont gravement entravées par ces problèmes émotionnels et comportementaux.

De temps en temps, les enfants peuvent se montrer rebelles ou défier l'autorité, en particulier ceux âgés de deux à trois ans et au début de l'adolescence. Ils peuvent se disputer, refuser de faire quelque chose ou répondre à des adultes comme leurs parents ou leurs instructeurs pour montrer leur défi. Cela peut être un signe d'impair si ce comportement persiste pendant plus de six mois et va au-delà de ce qui est typique pour l'âge de votre enfant.

Indications du IMPAIR

Le trouble oppositionnel avec provocation peut parfois être difficile à distinguer de la forte volonté ou de l'émotivité d'un enfant. À certains stades du développement, un comportement oppositionnel chez les tout-petits est typique.

Les symptômes ODD commencent généralement au cours des premières années. L'ODD peut parfois apparaître plus tard, mais cela se produit presque toujours avant le début de l'adolescence. Il existe des comportements d'opposition et de provocation continus et fréquents. Ils nuisent gravement aux relations, aux interactions sociétales, aux résultats scolaires et à l'emploi d'un enfant et d'une famille.

Les signes ODD, à la fois émotionnels et comportementaux, durent généralement au moins six mois. Ils consistent en des attitudes hostiles et agitées, des comportements argumentatifs et rebelles et des actions blessantes et vindicatives.

Trois groupes de symptômes IMPAIRS sont les suivants :

L'attitude de rage et d'irritation

- Se déchaîne fréquemment et facilement.
- Enclin à être susceptible et rapidement irrité par les autres.
- Est souvent enragé et amer.

Actions argumentatives et rebelles

- Discutez fréquemment avec des adultes ou d'autres individus puissants.

- Désobéit ou méprise fréquemment de manière agressive les directives ou les règles des adultes.
- Vise fréquemment à irriter ou à ennuyer les individus.
- Il blâme fréquemment les autres pour leurs propres erreurs ou leur mauvaise conduite.

<u>Comportement méchant et représailles</u>

- Lorsqu'il est bouleversé, prononce des paroles cruelles et haineuses.
- Tente d'offenser les autres et veut des représailles ; également connu comme étant vindicatif.
- a agi avec vengeance au moins deux fois au cours des six mois précédents.

ODD à l'âge adulte

L'ODD n'est généralement pas diagnostiqué chez les adultes ou les adolescents. Mais si elle n'est ni traitée ni diagnostiquée, l'impair chez l'enfant peut persister jusqu'à la fin de la puberté et jusqu'à la maturité.

Bien que les signes soient généralement les mêmes, les personnes atteintes d'OPD peuvent également :

- J'ai beaucoup de colère envers le monde
- Se sentir généralement mal interprété, non reconnu/non récompensé ou détesté

- Avoir des comportements dominants de manque de respect ou de mépris envers les figures d'autorité
- Avoir l'habitude de se défendre avec véhémence et refuser de prendre en compte les commentaires des autres.
- Posséder un faible seuil de colère et s'en prendre aux autres lorsqu'ils se sentent lésés
- En raison de tensions et de conflits constants, luttez pour conserver votre emploi, vos relations amoureuses et vos amitiés.
- Trouvez difficile de respecter les normes et les attentes au travail et à la maison

Stringence des symptômes impairs

Certains enfants ne ressentiront des signes qu'à la maison au début. Cependant, au fil du temps, des comportements problématiques peuvent également survenir dans d'autres contextes, comme à l'école, lors de réunions sociales et avec les pairs. Les symptômes impairs peuvent varier de mineurs à graves.

- **Bénin**: Un seul environnement, par exemple à la maison, à l'école, au travail ou avec des pairs, est affecté par les symptômes.
- **Modéré**: Certains signes apparaissent à au moins deux endroits, comme à la maison et au travail ou à l'école, etc.

- **Sérieux**: Quelques symptômes se manifestent dans trois contextes ou plus.

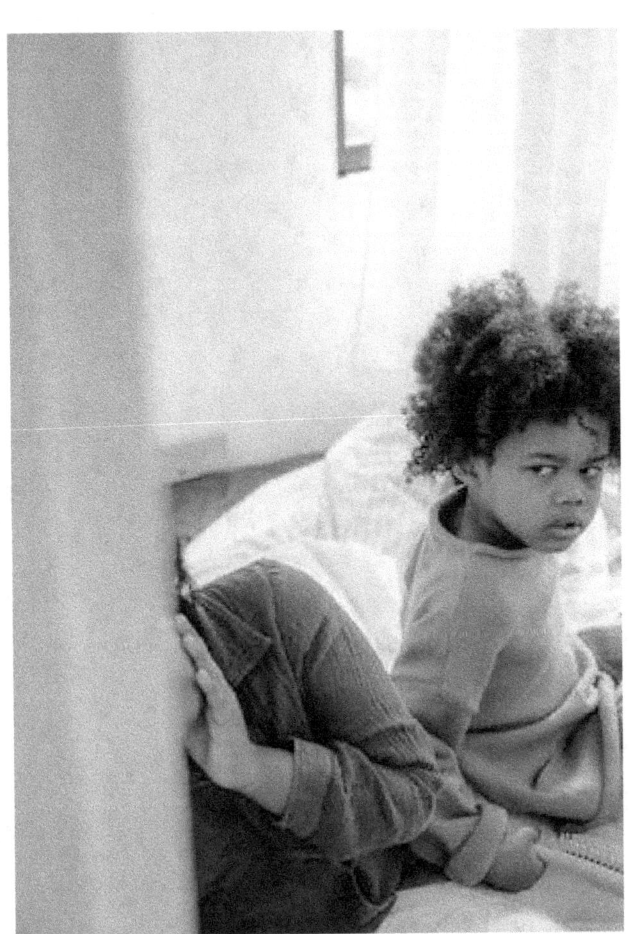

CHAPITRE 2

ODD et autres troubles connexes

Pour un traitement réussi, il est crucial de reconnaître les autres troubles de santé mentale associés au trouble oppositionnel avec provocation (ODD). Voici quelques-unes des conditions concomitantes les plus typiques avec l'ODD :

- Trouble des conduites
- Trouble déficitaire de l'attention/hyperactivité (TDAH)
- Dépression et anxiété. Troubles liés à l'usage de substances
- Trouble perturbateur de la dérégulation de l'humeur (DMDD)

Troubles des conduites et impairs

Le trouble des conduites (TC) et le trouble oppositionnel avec provocation (ODD) sont deux troubles du comportement associés qui peuvent affecter les enfants et les adolescents. Bien que les deux troubles impliquent un comportement oppositionnel et provocateur, ils varient à certains égards.

Un modèle de comportement provocant et désobéissant envers les adultes au pouvoir, tels que les parents, les enseignants et d'autres adultes, est une caractéristique de l'ODD. Les enfants qui ont un ODD peuvent se disputer avec les adultes, défier les règles et règlements et délibérément ennuyer ou irriter les autres. Cependant, ils s'abstiennent généralement de formes d'agression plus nocives comme les bagarres ou la cruauté envers les animaux. En revanche, un modèle de comportement agressif et antisocial plus grave et plus constant caractérise la MC. Comparativement à l'ODD, la MC est souvent considérée comme un type de trouble du comportement perturbateur plus grave. L'ODD peut impliquer des dommages matériels, mais cela se produit généralement lors d'une explosion plutôt que volontairement. Le jouet d'un frère ou d'une sœur pourrait être lancé furieusement sans que le but recherché soit de le briser.

Certains enfants atteints d'ODD développent un trouble des conduites (TC), caractérisé par des comportements hostiles et délinquants, sans assistance ni thérapie. Votre enfant ou adolescent peut souffrir d'un trouble des conduites (TC) s'il fait constamment preuve d'agressivité envers les autres. De plus, chez eux, à l'école et avec leurs pairs, ils manifestent de graves violations des normes et règles sociales.

Ces lois peuvent avoir été enfreintes dans ces violations de la réglementation. Les enfants atteints de MC courent un risque plus élevé de blessures et peuvent avoir du mal à s'entendre avec leurs camarades de classe.

Les symptômes du trouble des conduites comprennent :

- Enfreindre fréquemment des lois sévères, comme éviter les ordres parentaux de rentrer à la maison, flâner la nuit tombée ou sauter des cours.
- Être agressif d'une manière qui fait mal, comme intimider, se battre ou traiter cruellement les animaux.
- Mensonge intentionnel, vol ou dommages matériels à autrui.

Il est important de se rappeler que l'ODD et la MC ne s'excluent pas nécessairement et que certains enfants peuvent correspondre au moule diagnostique des deux conditions. En réalité, des études indiquent que les enfants atteints d'ODD ont plus de chances de développer ultérieurement une MC.

En fonction de la gravité des symptômes et des besoins particuliers de l'enfant, la thérapie comportementale, la thérapie familiale et les médicaments sont fréquemment utilisés dans le traitement de l'ODD et de la MC. La gestion de ces troubles et la prévention de problèmes ultérieurs plus graves dépendent fortement d'une intervention précoce.

TDAH et IMPAIR

Avec des estimations indiquant que jusqu'à 50 % des enfants atteints de TDAH répondent également aux critères du TOP, le trouble déficitaire de l'attention/hyperactivité (TDAH) et le trouble oppositionnel avec provocation (TOP) coexistent fréquemment chez les enfants et les adolescents.

L'ODD et le TDAH partagent certains symptômes même s'il s'agit de deux troubles distincts avec des normes de diagnostic différentes. Les deux troubles se caractérisent par des problèmes d'impulsivité, d'irritabilité et d'inattention, qui peuvent causer des problèmes dans des contextes sociaux et éducatifs.

L'ODD et le TDAH peuvent spécifiquement se croiser de plusieurs manières, notamment :

- **Comportement rebelle et oppositionnel**: Comme ODD, les enfants atteints de TDAH peuvent agir de manière provocante ou oppositionnelle envers les adultes et autres personnalités faisant autorité.

- **Dérégulation émotionnelle :** Les enfants atteints d'OPD et de TDAH peuvent avoir du mal à contrôler leurs sentiments, ce qui entraîne des sautes d'humeur extrêmes et des accès de rage.

- **Mauvais résultats d'apprentissage**: Le TOP et le TDAH peuvent entraîner des problèmes de performance académique, tels que des problèmes de concentration, d'organisation et d'achèvement du travail.

- **Difficultés sociales :** En raison de leurs comportements impulsifs, de leur irritabilité et de leur comportement oppositionnel, les enfants atteints de ODD et de TDAH peuvent avoir du mal à nouer et à conserver des amitiés au sein de la communauté.

Il est crucial de traiter le TOP et le TDAH de manière synchronisée lors du traitement des enfants, car ils peuvent aggraver mutuellement leurs symptômes. Pour les enfants atteints de ces troubles concomitants, une thérapie comportementale, des médicaments et une assistance parentale sont fréquemment conseillés.

ODD, dépression et anxiété

Les enfants et les adolescents atteints du trouble oppositionnel avec provocation (ODD) ont un risque plus élevé de développer une dépression et une anxiété. Le TOP et la dépression/l'anxiété sont des affections distinctes caractérisées par des normes de diagnostic distinctes, mais elles peuvent coexister en raison de certains symptômes et facteurs de risque communs.

Le TOP et la dépression/anxiété pourraient être liés de plusieurs manières, notamment :

- **Comportement impulsif et dérégulation émotionnelle :** Les enfants atteints d'ODD peuvent avoir du mal à moduler leurs émotions, ce qui entraîne des crises de colère, de l'irritabilité et une conduite impulsive. Les symptômes d'anxiété et de mélancolie peuvent également être influencés par ces mêmes problèmes de contrôle émotionnel.

- **Défis sociaux :** Les enfants atteints de ODD pourraient avoir du mal à trouver et à garder des amis, ce qui peut entraîner un sentiment d'isolement social et de solitude. Les symptômes de dépression et d'anxiété peuvent en être exacerbés.

- **Défis académiques:** Les enfants atteints d'ODD peuvent avoir des difficultés en classe et sont plus susceptibles de quitter l'école. Cela pourrait vous rendre impuissant et vous inquiéter pour l'avenir.

- **Conflit familial :** Les enfants atteints d'ODD peuvent participer à des disputes et des désaccords récurrents avec leurs parents et leurs frères et sœurs, ce qui entraîne des niveaux élevés de pression et de tension au sein du foyer. L'enfant et les autres membres de la famille peuvent alors ressentir des symptômes de dépression et d'anxiété.

La thérapie cognitive et psychologique, les médicaments et l'assistance parentale peuvent tous être utilisés dans le traitement du trouble impair et de la dépression/anxiété. Il est crucial de traiter les deux affections en même temps, car les symptômes de l'une peuvent aggraver l'autre. En affrontant la cause profonde des problèmes comportementaux et émotionnels associés au TOP et à la dépression/anxiété, les enfants peuvent apprendre à gérer leurs émotions, améliorer leurs relations sociales et réduire leur risque de souffrir de problèmes de santé mentale plus graves plus tard dans la vie.

Troubles liés à l'usage de substances et IMPAIR

Les enfants et les adolescents atteints du trouble oppositionnel avec provocation (ODD) ont un risque plus élevé de développer des troubles liés à l'usage de substances (SUD). Bien que les ODD et les SUD soient des troubles distincts avec des prérequis diagnostiques distincts, certaines variables peuvent conduire à leur cooccurrence.

Les ODD et les SUD peuvent être connectés de certaines manières, notamment :

- **Impulsivité**: Les enfants qui ont un ODD peuvent être plus impulsifs et plus susceptibles de prendre des risques, comme essayer des drogues et des substances alcooliques.

- **Manque de mécanismes d'adaptation :** Les enfants atteints d'ODD peuvent avoir du mal à contrôler leurs émotions et à gérer les tensions et les conflits, ce qui peut les amener à se tourner vers l'alcool ou des substances illicites comme mécanisme d'adaptation.

- **Éléments sociaux :** Les enfants atteints d'ODD peuvent avoir du mal à nouer et à entretenir des amitiés, ce qui peut les amener à fréquenter des camarades de classe qui consomment de la drogue.

- **Conflit dans la famille :** Les enfants ODD peuvent avoir des disputes avec leurs parents, leurs frères et sœurs, ce qui peut créer un environnement familial stressant et chaotique qui augmente le risque de toxicomanie.

Étant donné que les symptômes ODD et SUD peuvent s'exacerber les uns les autres, il est essentiel de traiter les deux troubles simultanément chez les enfants atteints des deux affections. Les enfants atteints d'ODD et de SUD peuvent apprendre à contrôler leurs émotions, créer des mécanismes d'adaptation plus efficaces et réduire leur risque d'avoir plus tard des problèmes de santé mentale plus graves en résolvant les problèmes comportementaux et émotionnels sous-jacents liés à ces troubles.

Trouble de dérégulation de l'humeur étrange et perturbateur (DMDD)

Le trouble perturbateur de la dérégulation de l'humeur (DMDD) et le trouble oppositionnel avec provocation (ODD) sont deux troubles distincts mais liés qui peuvent affecter les enfants et les adolescents.

Les caractéristiques du DMDD sont des crises de colère extrêmes et fréquentes, inappropriées aux circonstances et ne correspondant pas au stade de croissance. En plus de l'irritabilité chronique, les enfants atteints de DMDD ont souvent une humeur de colère ou de dépression qui dure la majeure partie de la journée, la majorité des jours. D'un autre côté, l'ODD est défini par un schéma récurrent de vengeance qui dure au moins six mois, ainsi que par une humeur colérique ou irritable et un comportement argumentatif ou provocant.

Bien qu'il existe certaines comparaisons entre les deux troubles, le DMDD est principalement défini par des accès de colère chroniques et répétitifs, tandis que l'ODD se distingue par un comportement négatif et provocant continu. Cependant, comme ils partagent tous deux des indications et des facteurs de risque similaires, il est plausible qu'un enfant soit atteint à la fois de DMDD et d'ODD.

Le traitement peut devenir plus difficile lorsque le DMDD et l'ODD coexistent, car les deux troubles nécessitent une approche intégrée qui s'attaque à leurs problèmes émotionnels et comportementaux fondamentaux. Les enfants qui souffrent simultanément de DMDD et d'ODD peuvent recevoir un traitement combinant des conseils, une thérapie comportementale et des médicaments. De plus, étant donné que les parents jouent un rôle très important en aidant leurs enfants à créer des mécanismes d'adaptation efficaces et à gérer leurs symptômes, les conseils et les encouragements parentaux sont également des éléments essentiels du traitement.

Il est essentiel de garder à l'esprit que toutes les personnes atteintes d'OPD n'auront pas également des conditions parallèles, et que toutes les personnes atteintes de ces autres conditions ne seront pas également atteintes d'OPD. Cependant, l'identification et le traitement de toute affection concomitante sont importants pour le succès du traitement de l'ODD et des symptômes associés. Le bien-être général et la qualité de vie de la personne peuvent être améliorés par une stratégie de traitement globale qui répond à tous ses besoins.

CHAPITRE 3

Inconvénients du trouble oppositionnel avec provocation

Le trouble oppositionnel avec provocation chez les enfants et les adolescents peut causer des problèmes à la maison avec les parents, les frères et sœurs, en classe avec les instructeurs et au travail avec les patrons et autres figures d'autorité. Établir et entretenir des amitiés et des liens peut être difficile pour les enfants et les adolescents atteints de ODD.

ODD peut également entraîner des problèmes tels que :

Mauvaises performances éducatives et professionnelles : Les enfants atteints d'ODD peuvent avoir des difficultés à l'école en raison de leur comportement perturbateur, ce qui peut entraîner des résultats scolaires insatisfaisants. En raison de leur comportement provocateur, comme se disputer avec les enseignants et désobéir aux règlements, les enfants atteints d'ODD peuvent avoir du mal à se concentrer en classe.

Comportement antisocial: En raison de leur comportement, les enfants atteints d'ODD peuvent avoir du mal à établir et à entretenir des relations saines avec leurs camarades de classe, leurs enseignants et les membres de leur famille. Cela peut entraîner une exclusion sociale et des problèmes d'intimité et d'affection.

Probleme juridique: Les enfants atteints d'OPD qui agissent de manière violente, comme le vol ou le vandalisme, peuvent rencontrer des problèmes et des répercussions juridiques. Si les comportements ODD persistent jusqu'à l'âge adulte, ils peuvent entraîner des problèmes juridiques tels que des arrestations, des sanctions et même l'incarcération.

Problèmes de contrôle de l'instinct : Les personnes atteintes d'OPD peuvent avoir du mal à contrôler leurs sentiments, ce qui peut entraîner un comportement impulsif. L'agressivité, la défiance, les achats impulsifs et d'autres problèmes similaires liés au contrôle des impulsions peuvent être présents dans l'ODD.

Abus de substance: Les enfants atteints d'ODD sont plus susceptibles d'abuser de drogues ou d'alcool, car ils peuvent les utiliser comme mécanisme d'adaptation à leurs sentiments et émotions inconfortables.

Suicide: Une conséquence grave de nombreux problèmes de santé mentale, tels que le trouble oppositionnel avec provocation, comprend les idées suicidaires. L'ODD n'entraîne pas souvent le suicide, mais en raison des défis émotionnels et comportementaux que cette maladie entraîne, ceux qui en souffrent peuvent être plus susceptibles d'avoir des pensées et des comportements suicidaires.

Problèmes relationnels : Les personnes atteintes d'ODD peuvent avoir du mal à établir et à entretenir des relations saines avec les autres, notamment les membres de leur famille, leurs partenaires amoureux et leurs collègues.

Problèmes psychologiques : Les enfants qui ont un ODD peuvent être plus susceptibles de ressentir des conditions telles que la mélancolie et l'anxiété, ce qui peut aggraver leur comportement d'opposition et de provocation.

Troubles de l'humeur: La dépression et l'anxiété sont deux troubles de l'humeur qui peuvent intensifier le comportement oppositionnel et provocateur des enfants atteints d'ODD. Ces troubles peuvent également être plus susceptibles d'apparaître chez les enfants atteints d'ODD.

Pour réduire la probabilité de ces complications, il est crucial d'identifier les symptômes de l'ODD et de demander de l'aide. Les personnes atteintes d'ODD peuvent apprendre à contrôler leur comportement et à améliorer leur niveau de vie avec la thérapie et l'assistance appropriées.

CHAPITRE 4

Causes d'étrangeté et facteur de risque

L'ODD n'a pas encore été lié directement à un facteur particulier. Les experts pensent plutôt qu'une variété de variables, telles que les gènes, l'environnement, la personnalité et le tempérament, jouent probablement un rôle dans son développement.

La recherche a révélé que la majorité des enfants atteints d'ODD en ont hérité, ce qui indique que l'ODD est parfois héréditaire. De nombreux jeunes atteints d'ODD ont des membres de leur famille qui souffrent de problèmes de santé mentale, tels que des troubles de l'humeur, des troubles anxieux et des troubles de la personnalité. En outre, de nombreux enfants et adolescents atteints d'ODD ont également d'autres problèmes de santé mentale comme le TDAH, des difficultés d'apprentissage ou des troubles dépressifs et anxieux, ce qui soulève la possibilité d'un lien génétique entre les troubles.

Facteur biologique : Selon les recherches, les troubles du comportement peuvent résulter d'altérations de régions spécifiques du cerveau. Le développement de l'ODD peut être influencé par des variations dans le fonctionnement du cerveau et des nerfs, ainsi que par des anomalies dans certaines régions du cerveau qui régissent le comportement social, l'empathie et les capacités de résolution de problèmes. L'ODD a également été lié à des problèmes liés à des produits chimiques spécifiques, qui facilitent la communication entre les cellules nerveuses de votre cerveau. Votre cerveau peut ne pas recevoir correctement les messages si ces produits chimiques sont déséquilibrés ou ne fonctionnent pas correctement, ce qui pourrait entraîner des symptômes.

Facteur prénatal et de naissance: Le risque d'impair peut être augmenté par un empoisonnement au plomb ou une susceptibilité, une nutrition inadéquate, en particulier une carence en protéines, un empoisonnement ou une exposition au plomb et la consommation maternelle d'alcool ou d'autres drogues pendant la grossesse. La consommation de substances avant l'accouchement a également été associée dans de nombreuses études à l'émergence de comportements perturbateurs comme le ODD.

Facteurs environnementaux: L'ODD peut être influencé par une famille chaotique, par des abus dans l'enfance et par une parentalité incohérente. Un enfant est plus susceptible de développer un ODD s'il est soumis à des abus ou à de la négligence, à des punitions sévères ou incohérentes ou à une surveillance inadéquate. Un enfant dont les relations parentales ou familiales sont instables ou un parent souffrant d'une maladie mentale ou d'un problème de toxicomanie peut souffrir de trouble impair. Le développement des ODD peut également être influencé par le rejet des pairs, des groupes de pairs anormaux, la pauvreté, la violence dans le quartier et d'autres variables sociales ou économiques précaires. L'attention des pairs ou de l'extérieur peut parfois encourager des comportements IMPAIRS.

Tempérament: Les ODD peuvent être plus susceptibles d'apparaître chez les enfants qui sont déjà plus impulsifs, irritables ou facilement frustrés. Le tempérament et l'attitude d'un enfant peuvent être affectés par une enfance traumatisante ou difficile, ce qui augmente la probabilité qu'il développe un ODD ou un autre problème de santé mentale.

Les personnes atteintes d'ODD ne parviennent souvent pas à identifier leur comportement comme étant oppositionnel ou provocateur. Au lieu de cela, ils pourraient simplement penser que leurs actions sont une réponse à des conditions injustes ou à des demandes injustes formulées par des adultes, des parents et d'autres autorités.

Il est essentiel de se rappeler que de multiples facteurs interagissent pour provoquer le développement d'un ODD et que chaque enfant a des expériences et des facteurs de risque différents.

Diagnostic impair

Les actions de Skylar ne posaient pas de problème à ses yeux. Au lieu de cela, il déplore les exigences excessives ou accuse les autres d'être responsables de ses problèmes. Nous sommes allés voir un pédopsychiatre spécialisé dans les problèmes de comportement en raison de son tempérament et de son incapacité à reconnaître le mal dans son comportement.

Skylar, Matthew et moi sommes arrivés au bureau du psychologue pour enfants un jour après que l'école m'ait appelé pour venir le chercher. Skylar a refusé de répondre à toutes les questions qui lui étaient posées. Au lieu de cela, il s'est concentré sur son jeu, ce qui a poussé Matthew à cesser sa note. Skylar s'est mis en colère et est sorti du bureau du psychologue. Le psychologue nous a dit de le quitter et, selon sa parole, environ 45 minutes plus tard, Skylar est revenu et le psychologue a commencé le processus d'évaluation. Le comportement de Skylar a été soigneusement observé et il a été interrogé sur ses pensées et ses sentiments. Nous avons également été interrogés sur son éducation et son évolution. Nous avons également appelé l'enseignant de Skylar, le psychologue l'a interrogée pour lui poser des questions sur son comportement. Après avoir évalué les normes, il a été conclu que Skylar souffrait du trouble oppositionnel avec provocation. Le psychologue a collaboré avec nous pour créer une stratégie qui a aidé Skylar à modérer ses troubles et à améliorer son fonctionnement général. La stratégie comprenait des conseils, des médicaments et des modifications comportementales. Même si accepter un diagnostic d'ODD peut être difficile, cela constitue souvent le premier pas vers un traitement réussi et des résultats positifs.

Un psychologue pour enfants, un pédopsychiatre ou un pédiatre spécialisé dans les troubles du comportement pose un diagnostic compétent d'ODD. Les symptômes doivent persister pendant au moins six mois et altérer de manière significative le fonctionnement social, scolaire ou professionnel de l'enfant pour répondre aux exigences du diagnostic de santé du ODD. De plus, l'enfant satisferait à quatre ou plus des exigences en matière de symptômes.

Un expert en santé mentale, tel qu'un psychologue ou un thérapeute, diagnostiquera généralement un ODD après avoir soigneusement examiné le comportement et les symptômes de l'enfant. L'évaluation pourrait consister à :

- Une discussion avec les parents de l'enfant ou d'autres tuteurs principaux
- Observer le comportement de l'enfant dans divers contextes
- Les antécédents médicaux et familiaux de l'enfant sont examinés
- Évaluation de la santé mentale et comportementale de l'enfant
- Tests psychologiques pour exclure d'autres conditions, telles que les troubles des conduites ou le TDAH, qui peuvent apparaître avec des indications similaires.

Les experts examinent votre enfant à l'aide d'outils d'entretien et d'évaluation spécialement créés pour déterminer s'il peut avoir un problème de santé mentale.

Pour bien comprendre le comportement d'un enfant, les psychiatres et les psychologues s'appuient souvent sur les rapports des parents, des frères et sœurs, des amis et des enseignants de l'enfant.

Le psychologue ou le psychiatre qui s'occupe de votre enfant procédera à une évaluation approfondie de celui-ci. Ils doivent faire la différence entre le trouble oppositionnel avec provocation et d'autres affections apparentées mais pouvant présenter des symptômes comparables.

CHAPITRE 5

Approche de traitement ODD

Il existe plusieurs approches pour la prise en charge du trouble oppositionnel avec provocation. Ces approches les aident à gérer et réguler leurs émotions. Le parcours thérapeutique de Skylar a été long et difficile, car nous devons essayer différentes méthodes pour trouver la bonne. Malgré les défis, la bonne approche a donné un résultat magnifique. Skylar a su modifier ses réactions et orienter favorablement la vie.

Le traitement de l'ODD diffère en fonction de nombreuses variables, telles que :

- Âge de votre enfant.
- Quelle était la gravité de leurs plaintes ou de leurs indications.
- La capacité de votre enfant à supporter et à participer à des traitements particuliers.
- Si votre enfant souffre de conditions supplémentaires comme le TOC, le TDAH ou des difficultés d'apprentissage.

Pour traiter efficacement l'ODD, l'institut d'apprentissage de votre enfant, sa famille et vous-même devez tous être impliqués. Les problèmes futurs peuvent souvent être évités grâce à un traitement précoce. Avant de découvrir une thérapie qui fonctionne pour eux, les enfants atteints d'ODD devront peut-être essayer divers thérapeutes et modalités de traitement.

En règle générale, un mélange des éléments suivants est utilisé comme traitement :

Formation en gestion parentale :

Matthew et moi avons signé pour une formation en gestion parentale. Ce n'était pas une tâche facile. Nous avons tous les deux des horaires de travail différents, mais nous sommes parvenus à un consensus. En tant que parent, vous jouerez un rôle énorme dans la façon dont votre enfant sera traité. En conséquence, vous devrez développer des tactiques qui ne ressembleront peut-être même pas à celles que vous avez employées auparavant. Les programmes pédagogiques destinés aux parents vous apprennent à discipliner efficacement les enfants et à créer des attentes claires en matière de comportement. La principale méthode de traitement des tendances oppositionnelles est la thérapie de gestion parentale (PMT). Il forme les parents à utiliser le renforcement positif pour réduire les comportements indésirables et promouvoir des comportements sains chez leurs enfants à la maison.

Lorsque les parents n'ont pas la capacité de participer efficacement en raison d'une psychopathologie, de capacités cognitives limitées, d'un conflit intense entre partenaires ou de l'incapacité d'assister aux séances hebdomadaires, la PMT peut être plus difficile à mettre en pratique. L'objectif principal du traitement, qui dure plusieurs mois, est que les parents apprennent simultanément à féliciter et à récompenser leurs enfants pour leur bon comportement, tout en leur imposant des restrictions et en les punissant de manière appropriée pour leur mauvais comportement. PMT apprend aux parents à récompenser les bons comportements dans le but de perturber les schémas qui perpétuent les mauvais comportements. La plupart des programmes PMT apprennent aux parents comment décrire et documenter ce qu'ils observent dans le comportement de leur enfant, à la fois bon et mauvais ; cela peut impliquer l'utilisation d'un tableau de progression ou de développement. Afin d'établir des objectifs de traitement clairs et de suivre le développement de l'enfant au fil du temps, les parents et le thérapeute peuvent bénéficier des informations fournies par le processus d'observation. Les parents apprennent à parler calmement tout en maintenant un contact visuel pour donner des instructions claires et succinctes.

PMT accorde une grande importance au renforcement positif des enfants pour une conduite acceptable. Les parents apprennent principalement à renforcer une bonne conduite à la fois par des récompenses sociales (telles que des compliments, des câlins et des sourires) et des récompenses matérielles (telles que des autocollants ou des points permettant d'obtenir une meilleure rémunération dans le cadre d'un système de motivation développé en partenariat avec l'enfant). Les parents apprennent également à choisissez des actions simples comme objectif principal et félicitez chaque petite réalisation de votre enfant dans le sens d'un objectif plus grand. C'est ce qu'on appelle des « approximations successives ».

De plus, PMT enseigne aux parents comment utiliser des stratégies structurées pour fixer des limites appropriées en réponse au comportement indésirable de leur enfant. Le renforcement différentiel est le terme utilisé pour décrire la manière dont les parents sont entraînés à réagir différemment aux comportements positifs et négatifs de leurs enfants. Les parents prennent l'habitude d'écarter les petits désagréments qui ne sont pas nuisibles. Les parents apprennent à utiliser l'approche du temps mort, qui consiste à retirer leur attention – qui agit comme une sorte de renforcement – de l'enfant après un comportement indésirable pendant une durée prédéterminée. Les parents apprennent également à priver méthodiquement leurs enfants de leurs droits, comme regarder la télévision ou avoir du temps libre, en réaction à un comportement indésirable. Le thérapeute précise que les sanctions doivent être appliquées calmement, rapidement et systématiquement, et qu'elles doivent être associées à une réassurance quant à un comportement positif.

De nombreux programmes PMT incluent un partenariat avec l'enseignant de l'enfant pour suivre la conduite à l'école et la relier au programme d'incitation à la maison, en plus du renforcement positif et de l'établissement de contraintes à la maison. La formation en gestion parentale a préparé Matthew et moi à gérer les comportements gênants de Skylar dans des circonstances qui sont normalement difficiles pour lui, en particulier dans un lieu public.

Différents plans de formation existent, et ils s'étendent généralement sur plusieurs séances réparties sur plusieurs semaines. Les parents acquièrent la capacité de reconnaître à la fois les comportements problématiques et les bonnes interactions pendant les séances et d'utiliser la punition ou le renforcement si nécessaire. L'utilisation de méthodes comportementales qui récompensent les comportements appropriés et punissent les comportements inappropriés aide les parents à mieux gérer et interagir avec leurs enfants.

Il a été démontré que la PMT réduit considérablement les problèmes de comportement dans divers contextes et contextes familiaux. Lorsque les parents reçoivent une formation aux côtés d'autres parents d'enfants atteints d'ODD, le soutien social au sein du groupe est renforcé.

Psychothérapie ODD

Le mot « psychothérapie » (également connu sous le nom de « thérapie par la parole ») fait référence à une gamme d'approches thérapeutiques conçues pour vous aider à reconnaître et à modifier les sentiments, pensées et comportements inutiles. Travailler avec un spécialiste de la santé mentale, comme un psychologue ou un psychiatre, peut offrir à votre famille aide, connaissances et orientation.

Pour traiter les ODD, les formes courantes de psychothérapie comprennent :

Thérapie cognitivo-comportementale (TCC): La thérapie cognitivo-comportementale est une méthode de traitement qui traite de la parole et qui peut aider à gérer les problèmes de votre enfant en modifiant sa manière de penser et de se comporter. La thérapie cognitivo-comportementale repose sur l'idée selon laquelle les croyances, les opinions, les sensations physiques et les émotions sont étroitement liées. Cette forme individuelle de conseil est structurée et axée sur des objectifs. Votre enfant examine ses idées et ses sentiments en détail avec l'aide d'un thérapeute ou d'un psychologue. Votre enfant apprendra comment ses idées influencent son comportement. Votre enfant peut désapprendre les comportements et habitudes inacceptables grâce à la TCC et apprendre à penser de manière plus positive et à agir de manière plus saine. La formation au contrôle de la colère basée sur la TCC est efficace pour traiter les problèmes de colère chez les enfants ODD.

Pour les enfants plus âgés, des traitements thérapeutiques tels que la prise de perspective et l'entraînement à la résolution de problèmes sont utiles. Les enfants améliorent leurs capacités de communication et de résolution de problèmes. Il ou elle apprend également à contrôler sa fureur et son impulsivité.

Lorsque la TCC lui a été suggérée, Skylar a rencontré son thérapeute deux fois par semaine. Votre enfant pourrait voir son thérapeute une à deux fois par semaine.

Le programme thérapeutique de Skylar a duré 16 séances. Pour les autres cnfants, cela peut être plus long ou plus court, car un programme thérapeutique typique dure entre 6 et 20 séances et chaque séance peut durer entre 30 et 60 minutes.

Lors des rendez-vous de thérapie, votre enfant doit collaborer avec le thérapeute pour disséquer son comportement en divers éléments, et le comportement inclut son attitude, ses croyances et ses sensations corporelles.

Ces domaines seront examinés par votre enfant et le thérapeute pour voir s'ils sont peu pratiques ou nocifs et pour déterminer l'impact qu'ils ont sur votre enfant, de cette façon son thérapeute pourra l'aider à trouver comment modifier idées et comportements négatifs.

Après avoir déterminé ce qu'il fallait changer, le thérapeute de Skylar lui a dit de pratiquer les ajustements dans ses activités quotidiennes et de discuter des résultats lors de ses séances ultérieures.

Le but ultime de la thérapie cognitivo-comportementale est d'aider votre enfant à comprendre comment utiliser les capacités qu'il a acquises lors du conseil dans sa vie quotidienne.

À la fin du programme, les leçons apprises devraient aider votre enfant à gérer ses problèmes et lui éviter d'avoir une influence néfaste sur sa vie.

Thérapie centrée sur la famille : Les objectifs de la thérapie centrée sur la famille (FFT), un traitement psychoéducatif, sont l'amélioration du bien-être psychologique et social, l'évitement des récidives et la réduction des troubles de l'humeur. Ce type de thérapie est centré sur la famille. Lors de ces réunions, votre enfant et votre famille participeront à des discussions psychoéducatives sur l'ODD, l'amélioration de la communication et les techniques de résolution de problèmes. Cela peut aider à déterminer les éléments de votre environnement familial qui pourraient exacerber ou aggraver les comportements agressifs. La famille se transforme grâce à cette thérapie. Il améliore les relations familiales et les capacités de communication.

Trois composants composent le protocole FFT :

Psychoéducation/Formation psychologique : Cela implique d'enseigner aux proches des mécanismes d'adaptation pour gérer les signes et les tensions, ainsi que de développer une stratégie d'évitement des rechutes.

Amélioration de la formation en communication : La famille apprend diverses méthodes pour améliorer les structures de communication dysfonctionnelles.

Techniques orientées solutions : Le thérapeute propose certaines techniques pour gérer les problèmes qui conduisent à des conflits à la maison. Le plan thérapeutique FFT contient des suppléments que les thérapeutes peuvent utiliser pour gérer les problèmes de comportement ainsi que des recommandations séance par séance pour chacun de ces segments.

L'utilisation de la FFT a été associée à une amélioration du fonctionnement psychosocial ainsi qu'au niveau de vie, à un risque de récidive plus faible et à une réduction des symptômes associés à la dépression.

Remèdes ODD dans les écoles

La création d'une atmosphère propice à l'apprentissage pour chaque enfant est l'un des aspects les plus cruciaux de l'éducation. Même dans le meilleur des cas, cela est difficile compte tenu de la diversité des préférences d'apprentissage et des niveaux de compétences, outre l'existence de problèmes de santé et les effets des problèmes domestiques.

Un environnement d'apprentissage agréable peut être maintenu en mettant en place des mesures et en les utilisant de manière cohérente. Cependant, un élève atteint d'ODD peut avoir un impact sur tous les élèves de la classe.

Le développement de solutions par les enseignants pour aider les enfants atteints d'ODD à obtenir de bons résultats d'apprentissage nécessite une préparation et une planification détaillées. Même s'il semble qu'une classe organisée soit la meilleure option pour la plupart des enfants, ce n'est pas toujours le cas pour les enfants ayant un ODD.

Le professeur de Skylar a joué un rôle important dans le parcours du traitement ODD de Skylar. Elle a partagé de nombreux conseils avec nous et comment Skylar y a réagi. Selon elle, parfois, lorsque Skylar refuse de réaliser son projet de classe, elle ignore ses protestations et ses crises de colère. Lorsqu'il voit qu'il n'attire pas l'attention de ses camarades de classe et de son professeur, il se concentre sur son projet.

Lorsque Skylar devient vraiment difficile à gérer, elle lui dit parfois de vérifier l'environnement scolaire à la recherche de fleurs ou de diverses choses pour le calmer. Elle a dit qu'après cette course, il revient en classe prêt à participer à toutes les activités de la classe.

Lorsque Skylar lance une dispute, l'enseignant transforme la dispute en une session interactive. De cette façon, le sujet est abordé en classe, donc plutôt que de se disputer, ils discutent.

Le traitement du ODD implique souvent des mesures de soutien qui améliorent la réussite scolaire, les relations avec les pairs et les capacités de résolution de problèmes. Ces mesures peuvent provenir des instructeurs, des conseillers d'orientation et d'autres employés de l'école.

Ces traitements pourraient consister en :

- Le ou les enseignants de votre enfant recevront une formation et des ressources pour améliorer le comportement en classe afin de faciliter l'interaction de l'élève avec des camarades de classe encourageants.

- permettre des pauses si nécessaire afin que les élèves puissent contrôler leurs sentiments de fatigue et d'irritabilité

- méthodes pour prévenir les comportements provocants ou leur escalade : élaborer une stratégie pour faire face aux problèmes cognitifs et aux symptômes de santé mentale

- Autres techniques pour aider votre enfant à respecter les règles de la classe et à adopter un comportement social approprié.

Thérapie de groupe par les pairs

Tout en testant les eaux de traitement pour Skylar, il s'est inscrit à une thérapie de groupe par les pairs. Le traitement simultané de plusieurs patients par un ou plusieurs experts médicaux est appelé thérapie de groupe. La thérapie de groupe aide les patients à développer leur aisance et leur capacité à fonctionner efficacement au sein du groupe. La vie du patient en dehors du groupe est influencée par les techniques apprises, notamment les modifications du comportement, la croissance des capacités interpersonnelles et relationnelles, l'apprentissage, la mise en œuvre de mesures proactives et de mécanismes d'adaptation, et contribue à bien fonctionner au sein de la société. La thérapie de groupe par les pairs contribue au développement des compétences sociales et relationnelles de l'enfant. La flexibilité, les compétences sociales et la capacité de l'enfant à tolérer la frustration de ses pairs sont toutes améliorées par des conseils de groupe ou par une formation aux compétences sociales.

Vous trouverez ci-dessous quelques personnages positifs présentés par Skylar lors de sa thérapie de groupe par les pairs :

- Skylar a pris conscience qu'il y avait d'autres personnes qui vivaient les mêmes choses que lui.
- Skylar a appris qu'aider d'autres patients l'aide à améliorer sa perception de lui-même.

- Skylar a appris les techniques appropriées pour interagir avec les gens sans être irrité ou en colère.

- Skylar a ressenti un sentiment de connexion, de confiance et de soutien de la part des autres patients, ce qui lui a permis de se faire facilement des amis.

- Skylar a compris qu'il est responsable de ses choix dans la vie.

- Skylar était conscient des influences subtiles sur ses pensées et ses sentiments.

- La thérapie de groupe par les pairs a établi un environnement d'apprentissage permettant à Skylar et aux autres patients d'en apprendre davantage sur leur influence interpersonnelle grâce aux commentaires des uns et des autres.

Bien qu'il n'existe pas de médicament officiellement autorisé pour traiter le TOP, le médecin ou le psychiatre de votre enfant peut recommander des médicaments spécifiques pour traiter d'autres affections dont votre enfant pourrait souffrir, telles que le TDAH, le TOC ou la dépression. Certains des signes et symptômes les plus dérangeants des problèmes de comportement peuvent être mieux gérés avec l'aide de médicaments. Ces maladies peuvent potentiellement exacerber les symptômes de l'ODD si elles ne sont pas traitées.

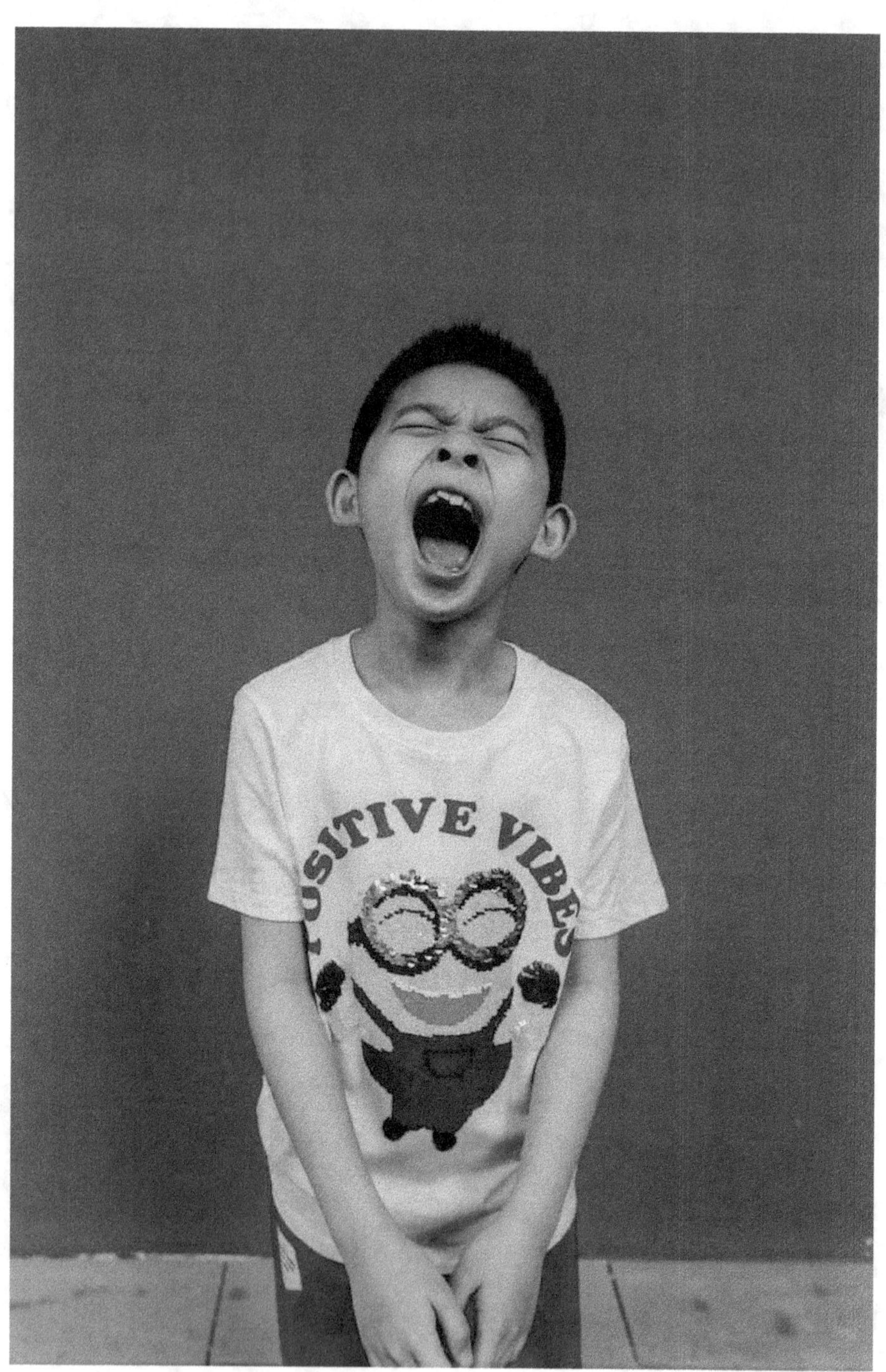

POSITIVE VIBES

CHAPITRE 6

Techniques d'adaptation pour les familles d'enfants rebelles et oppositionnels

Le trouble oppositionnel avec provocation peut être épuisant à gérer pour la famille. Vous devez enseigner à l'enfant, le corriger et faire tout le reste. Les familles peuvent avoir du mal à gérer le trouble oppositionnel avec provocation (ODD). Ces parents ont besoin d'aide et de compassion. Nous devions être au sommet de notre forme face à Skylar.

Vous trouverez ci-dessous quelques mécanismes de gestion que les parents d'enfants atteints d'ODD peuvent utiliser :

Assurez-vous de transmettre ce que vous attendez à votre enfant de manière claire et concise.: Soyez ferme dans vos règles et punitions, et assurez-vous que votre enfant est conscient des répercussions de ses actes. Créez une liste de « règles de la maison » qui précisent exactement ce que l'on attend de votre enfant. Utilisez un langage simple, gardez la liste brève, concentrez-vous sur les comportements avec lesquels votre enfant a du mal tout en incluant quelques-uns qu'il peut facilement maîtriser pour maximiser le succès et assurez-vous que les règles que vous essayez d'appliquer sont raisonnables. Conservez la liste dans un endroit que votre enfant fréquente tout au long de la journée afin de pouvoir la parcourir fréquemment ensemble. Si vous remarquez que votre enfant a du mal à respecter les règles de la maison que vous avez établies, pensez à convertir la liste en un tableau de récompenses afin que votre enfant reçoive une petite récompense s'il respecte avec succès un certain nombre de règles chaque jour.

Utiliser des effets pratiques et naturels: Alors que la majorité des parents sont conscients que les punitions peuvent aider leurs enfants à acquérir des capacités de responsabilité, de responsabilisation et de résolution de problèmes, très peu de parents savent quels types de punitions fonctionnent le mieux et comment les appliquer. Suite à la conséquence naturelle, si votre enfant ne parvient pas à étudier ou à se concentrer à l'école, il risque d'échouer, ou s'il refuse de manger, il mourra de faim. D'un autre côté, les conséquences logiques nécessitent la réflexion et la participation d'un tiers, tel qu'un parent, un enseignant ou un tuteur, et visent à aider les enfants à remplacer les comportements inappropriés par des choix plus appropriés. (si votre enfant refuse de faire le ménage après qu'on lui ait demandé, son temps de loisir sera réduit pendant un certain temps). Les deux approches pour corriger un enfant avec ODD peuvent être efficaces, mais comme les actions défavorables n'ont pas toujours des résultats défavorables, les conséquences logiques constituent un meilleur plan global.

Renforcement positif: Le renforcement positif est un outil puissant pour faire face au trouble oppositionnel avec provocation chez les enfants. Lorsque votre enfant se comporte de manière positive, par exemple en respectant les règles ou en accomplissant des tâches, félicitez-le et récompensez-le. Construisez toujours sur les personnages ou les actes positifs ; chaque fois qu'un enfant fait preuve de flexibilité ou de coopération, félicitez-le. En raison de leur difficulté à contrôler leurs sentiments, les enfants atteints d'ODD sont plus sujets aux crises de colère et aux crises de colère. Célébrez les réalisations de votre enfant si elles lui permettent de contrôler son comportement plus longtemps que d'habitude. Faites savoir à votre enfant que vous êtes conscient et reconnaissant pour l'effort supplémentaire. Lorsque votre enfant est calme et fonctionne bien, prenez le temps de vous amuser et de communiquer avec lui. La pratique consistant à récompenser un enfant pour avoir démontré un comportement souhaité augmente la probabilité qu'il le répète.

Communication efficace : Engagez-vous dans une communication efficace en écoutant attentivement, en montrant à votre enfant que vous le comprenez et en validant ses émotions. Les conflits peuvent être réduits grâce à une communication efficace et votre lien avec votre enfant peut ainsi se développer. Si vous êtes sur le point d'aggraver la situation avec votre enfant, faites une pause ou un temps mort. Cela constitue un exemple positif pour votre enfant. Soutenez votre enfant s'il décide de prendre un temps mort pour éviter de réagir de manière excessive ou d'aggraver une situation négative. Des rencontres positives devraient être faites. Tout au long de la journée, les enfants qui souffrent de maladies du comportement comme l'ODD font l'objet de nombreuses critiques. Même si cela n'est pas toujours fait consciemment et est souvent demandé directement par l'enfant, le temps que les enseignants et les parents passent à critiquer ces enfants peut avoir un effet néfaste sur leur estime de soi. Par conséquent, peu importe à quel point votre enfant a été odieux et indiscipliné, essayez de communiquer avec lui, félicitez-le chaque fois que vous le pouvez et assurez-vous de souligner les choses positives que votre enfant fait chaque jour.

Créez une atmosphère sereine et organisée : Créez une atmosphère sereine et organisée en essayant de respecter un horaire normal d'activités, de repas et d'heures de coucher. Votre enfant peut ainsi se sentir plus en sécurité et moins stressé. Les enfants qui dorment suffisamment, font de l'exercice et mangent sainement sont mieux à même de contrôler leurs émotions. Faites de dormir suffisamment, de bien manger et de faire de l'exercice une priorité. Toute votre famille bénéficiera d'un mode de vie structuré et sain, pas seulement l'enfant atteint d'OPD !

Prends soin de toi: Prendre soin d'un enfant atteint d'ODD peut être épuisant émotionnellement et physiquement, alors prenez soin de vous. Passez du temps à prendre soin de vos propres besoins, comme faire de l'exercice, pratiquer des passe-temps et socialiser avec des êtres chers qui vous soutiendront. Maintenez vos intérêts en dehors de prendre soin de votre enfant ODD afin que cela ne consomme pas tout votre temps et vos ressources. Utilisez des choix de vie sains, comme l'exercice et la relaxation, pour gérer votre stress. Utilisez les périodes de repos et autres pauses si nécessaire. Maintenez vos passe-temps et intérêts préférés et prenez soin de vous. Lorsque votre enfant interagit avec d'autres adultes (enseignants, formateurs et éducateurs), essayez de collaborer avec eux et d'obtenir leur soutien.

Choisissez vos combats : Donnez une plus grande priorité aux choses que vous voulez que votre enfant fasse, car l'enfant ODD a du mal à éviter les luttes de pouvoir. N'incluez pas de temps supplémentaire pour vous disputer si vous envoyez votre enfant dans sa chambre pour une pause en raison d'une mauvaise conduite. Un enfant atteint du trouble oppositionnel avec provocation espère souvent engager ses parents dans une bataille de volontés. Expliquez en quelques mots votre position ou votre exigence parentale puis ne continuez pas à discuter du problème. Il est difficile pour les enfants de discuter quand ils n'ont personne avec qui discuter ! Si vous vous engagez dans une dispute avec un enfant rebelle, vous lui donnez le pouvoir de contrôler l'échange.

Ne privez pas votre enfant de sommeil : Le sommeil est si important pour le développement et le bien-être de notre enfant, et un manque de sommeil réparateur peut exacerber les symptômes du trouble oppositionnel avec provocation et d'autres problèmes de santé mentale qui peuvent provoquer ou exacerber les symptômes du ODD.

Ne vous inquiétez pas si vous ne constatez pas d'amélioration immédiatement. N'oubliez pas que faire face au ODD est un processus et qu'il n'existe pas de solution universelle. Continuez à essayer différentes stratégies et demandez l'aide d'un professionnel si nécessaire. De nombreux enfants atteints d'ODD réagiront aux techniques parentales positives.

GESTION DES IMPAIRES EN CLASSE : STRATÉGIES

Un enfant atteint d'ODD peut être particulièrement gênant dans une salle de classe. De nombreux instructeurs ne sont pas préparés à s'occuper d'un enfant dont l'objectif principal est d'attirer l'attention de tous, sauf la leur. Même les instructeurs formés aux troubles du comportement éprouvent souvent de la frustration. Comprendre le trouble oppositionnel avec provocation peut être bénéfique, que votre élève soit diagnostiqué ou non. De nombreuses tactiques et stratégies peuvent être bénéfiques pour tous les enfants qui adoptent fréquemment un comportement rebelle ou perturbateur. Au lieu de punitions, les enfants qui présentent des comportements oppositionnels nécessitent souvent des interventions et un soutien substantiels. Voici quelques méthodes pour gérer les ODD en milieu scolaire.

Utilisez des tableaux pour les récompenses : Lorsque vous aidez des enfants atteints d'ODD, les tableaux d'autocollants constituent une méthode simple mais puissante de rétroaction positive. Ils sont souvent utilisés pour punir un comportement particulier (violence) ou pour reconnaître un comportement constamment excellent tout au long de la journée. (Être courtois, se relayer, utiliser les bonnes manières, obéir aux instructions, etc.). Pour maintenir l'élan, une récompense plus importante est souvent offerte chaque fois qu'un enfant reçoit un nombre spécifique d'autocollants.

Désigner une section spécifique de votre classe comme « coin calme » : Lorsqu'il s'agit de soutenir les enfants atteints d'ODD, désigner une section spécifique de votre classe comme « coin calme » où les élèves peuvent faire une pause lorsqu'ils se sentent dépassés peut être très efficace. Vous pouvez conseiller à un enfant d'utiliser le coin calme lorsque vous ressentez sa frustration. Il est extrêmement bénéfique d'apprendre aux enfants à identifier leurs sentiments et de les armer de techniques apaisantes avant que les choses ne deviennent incontrôlables. Vous pouvez stocker une variété d'articles dans le coin calme de votre classe pour aider les apprenants à apprendre à gérer leurs émotions, notamment des livres, des écouteurs antibruit, des livres de coloriage apaisants, des crayons de couleur, de la pâte à modeler et une sélection d'objets agités qui sont adapté à une utilisation en classe.

Enseigner les mécanismes de survie : Les enfants manquent souvent de maîtrise de soi pour se détendre seuls. Ils ont besoin d'une instruction spécifique sur les capacités qui peuvent les mettre à l'aise, en sécurité et en contrôle. Les enfants devraient comprendre et répéter considérablement ces compétences lorsqu'ils sont détendus (et non lorsqu'ils sont bouleversés). Cela implique de prendre le temps de pratiquer des activités comme tenir un journal, dessiner et écouter de la musique. Ce n'est pas une perte de temps d'enseigner des techniques d'adaptation ; cela est une compétence vitale nécessaire.

Donnez des options : Il est évident que les enfants aiment être responsables de leur destin, et bien que les environnements de classe ne se prêtent pas à donner à chaque enfant un million d'options différentes, c'est l'une des techniques du trouble oppositionnel avec provocation qui fait des merveilles pour aider les enfants atteints d'ODD. Gardez toujours le nombre d'options au minimum (2-3 est idéal), et s'il y a une tâche ou une activité que vous souhaitez que l'enfant accomplisse, envisagez de l'associer à un ou deux choix moins attrayants. De cette manière, l'étudiant est plus susceptible de choisir votre option préférée, mais il se sentira plus en contrôle de la situation et participera beaucoup plus volontiers.

Donnez une bonne critique : Il est essentiel de garder à l'esprit que les enfants atteints d'ODD vivent chaque jour de nombreuses rencontres défavorables. Les critiques constantes de leurs parents, enseignants, tuteurs et même amis sur ce qu'ils font de manière incorrecte peuvent avoir des effets assez graves à long terme. Ainsi, même si cela semble parfois difficile, essayez d'établir des liens avec ces enfants. Apprenez ce qui les fait fonctionner afin de pouvoir jouer sur ces intérêts et les garder motivés. Félicitez-les chaque fois que cela est approprié et trouvez un moyen d'attirer l'attention sur au moins une chose que ces enfants font correctement chaque jour.

Autoriser davantage de périodes de loisirs : Les enfants vulnérables aux explosions émotionnelles, à l'irritabilité et à la colère peuvent bénéficier de pauses régulières tout au long de la journée scolaire. Donnez-leur le feu vert pour faire une pause dans le coin calme de la classe lorsque vous remarquez qu'ils commencent à s'agiter ou organisez une autre activité à laquelle ils peuvent participer pour détourner leur attention de leurs émotions. Vous pouvez leur demander d'aider un élève en difficulté ou leur confier la tâche de distribuer des livres ou des journaux dans toute la classe. Faites preuve de jugement et n'ayez pas peur d'être inventif lorsque vous détectez des émotions négatives qui commencent à bouillonner. Gardez à l'esprit que vous souhaitez trouver des moyens constructifs d'interagir avec ces enfants.

Les règles et les attentes doivent être claires et cohérentes : Même les instructeurs les plus expérimentés et les plus complets peuvent avoir du mal à gérer le trouble oppositionnel avec provocation en classe. Il y aura des jours où céder aux demandes de l'enfant vous semblera plus simple, et même si cela peut vous être bénéfique à court terme, cela rendra les choses plus difficiles à long terme. Cela vous aidera à maintenir votre autorité sur votre classe et aura des effets bénéfiques sur tous vos élèves si vous prenez le temps d'expliquer clairement vos règles et vos attentes au début de l'année scolaire et de vous y tenir, peu importe la colère ou l'argumentation de vos élèves. devenir. Même s'ils ne sont pas d'accord avec toutes vos directives, ils bénéficieront de la prévisibilité et de la cohérence que vous appliquez tout au long de l'année universitaire.

Abstenez-vous des luttes de domination : Éviter à tout prix les luttes de pouvoir est un autre excellent conseil ODD en classe. Lorsqu'un élève commence à discuter avec vous, rappelez-lui vos attentes en termes simples et les sanctions qu'il s'expose s'il ne s'y conforme pas, puis quittez la classe. Évitez de vous engager dans des échanges, car cela ne ferait qu'empirer la situation. Donnez les conséquences et maintenez autant de neutralité que possible si l'enfant refuse de se conformer à la demande qui lui est faite.

Faites attention à votre ton : Pour les enfants, et en particulier pour ceux souffrant du trouble oppositionnel avec provocation, le ton de la voix peut avoir une grande signification. Prenez note de vos modèles de discours. Parfois, des détails apparemment insignifiants peuvent avoir un impact considérable. "S'il vous plaît, sortez vos devoirs pour aujourd'hui" est beaucoup plus gentil et plus calme que "Sortez vos devoirs maintenant".

Utilisez des visuels et proposez des avertissements de transition : Les horaires visuels montrent visuellement la progression des activités. Des horaires visuels peuvent être créés à l'aide de mots, d'images et d'autres éléments. La plupart des salles de classe utilisent un horaire de base décrivant les différentes activités auxquelles les élèves participeront tout au long de la journée, mais certains enfants bénéficient d'une ventilation plus précise de ce qui se passera à chaque moment. Ils seront capables de planifier et de mieux contrôler leurs émotions s'ils sont conscients de ce que l'on attend d'eux. Les enfants qui ont du mal à passer d'une tâche à la suivante pourraient bénéficier de recevoir des avertissements avant les transitions. Lorsqu'ils passent d'une tâche préférée à une autre qu'ils trouvent moins intéressante, cela est particulièrement crucial. Un minuteur est une aide fantastique à utiliser car il permet aux enfants de voir visuellement le temps qui passe. L'ajout d'avertissements de 10, 5 et 3 minutes peut également faciliter les transitions.

Soyez tolérant : Il faut du temps pour gérer le chaos oppositionnel en classe. Essayez de ne pas prendre les choses personnellement et gardez à l'esprit que les comportements que vous constatez ne constituent pas une agression personnelle contre vous. Recherchez des occasions d'interagir positivement avec vos élèves afin de mieux les comprendre sur le plan personnel. Vous pouvez donner le meilleur de vous-même à l'école, à la maison et partout ailleurs si vous agissez lorsque vous vous sentez agité et si vous prenez des pauses régulières en dehors des cours.

N'oubliez jamais d'établir des limites fermes, d'éviter les luttes de pouvoir, d'avoir recours au renforcement positif, de décrire les répercussions raisonnables d'un mauvais comportement et de rechercher des occasions de vous connecter avec les enfants ODD et de les féliciter dans votre vie.

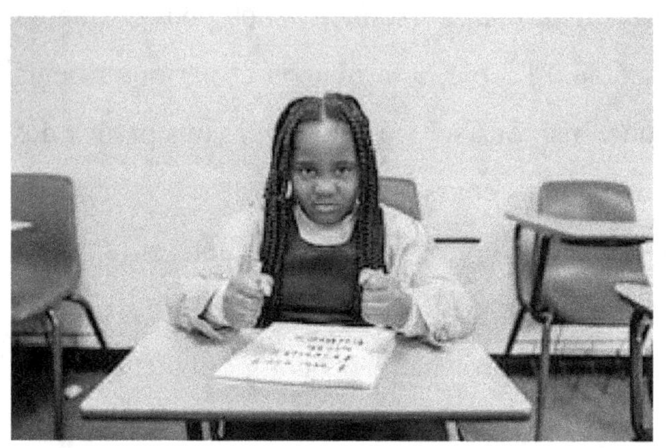

CHAPITRE 7

Prévention des IMPAIRS

Le trouble oppositionnel avec provocation n'est peut-être pas évitable, mais en identifiant et en traitant les symptômes dès leur apparition, vous pouvez atténuer les souffrances vécues par votre enfant et votre famille. Cela peut également aider à prévenir de nombreux problèmes liés à la maladie. Les proches peuvent apprendre quoi faire si les symptômes réapparaissent. Une intervention précoce et de bonnes pratiques parentales peuvent contribuer à améliorer le comportement et à empêcher que la situation n'empire. Il est préférable de traiter l'OPD le plus tôt possible.

Le bon type de traitement peut reconstruire la confiance en soi de votre enfant et votre lien avec lui. Une intervention précoce améliorera également les interactions de votre enfant avec d'autres personnes importantes dans sa vie, telles que les enseignants et les tuteurs. Un cadre familial stimulant, encourageant et cohérent peut également contribuer à atténuer les symptômes et à prévenir les poussées de comportement provocateur.

Les parents et autres tuteurs peuvent utiliser les méthodes suivantes pour réduire le risque que leurs enfants développent ce trouble :

Créez une connexion constructive et encourageante : Les enfants qui entretiennent d'excellentes relations avec leurs parents ou d'autres tuteurs principaux sont moins susceptibles de présenter un comportement oppositionnel. Assurez-vous de soutenir émotionnellement votre enfant, de passer du temps de qualité avec lui et de communiquer clairement avec lui.

- Motivez votre enfant à participer à des activités physiques, à des passe-temps et à des interactions sociales avec ses pairs pour créer une atmosphère positive et dynamique. Donnez-lui la chance d'étudier, d'être créatif et d'explorer.

- Si votre enfant présente des comportements d'opposition graves et persistants, il sera bénéfique de demander l'aide d'un expert en santé mentale qui pourra vous offrir, à vous et à votre enfant, un soutien et des conseils.

Dans l'ensemble, la création d'une atmosphère stimulante et solidaire qui favorise un comportement positif et des relations saines est cruciale pour prévenir les ODD.

Techniques de contrôle du stress pour le trouble oppositionnel avec provocation

Pour contrôler les signes d'ODD, il est essentiel de disposer de méthodes efficaces de gestion du stress. Le stress peut être un déclencheur de comportements IMPAIRS. Voici quelques méthodes qui pourraient être utiles :

Stratégies de relaxation : Pratiquez des stratégies de relaxation comme le yoga, la méditation ou la respiration profonde. Ces méthodes aident à calmer l'esprit et à réduire la production de substances chimiques liées au stress par le corps.

Exercice: Faire de l'exercice régulièrement est une excellente méthode pour réduire le stress. Les endorphines, qui améliorent naturellement l'humeur, sont libérées pendant l'exercice et peuvent contribuer au sommeil, à la réduction de l'anxiété et au bien-être général.

Thérapie cognitivo-comportementale: (TCC) peut aider les personnes atteintes d'ODD à contrôler leurs idées et leurs comportements. Il les entraîne à identifier les schémas de pensée destructeurs et à les remplacer par des schémas constructifs, ce qui peut réduire le stress et leur remonter le moral.

Assistance sociale: Avoir un solide réseau de soutien peut être très bénéfique pour la gestion du stress. Cela peut s'appliquer aux amis proches, aux parents ou aux organisations de supporters.

Gestion de temps: Le stress et l'inquiétude peuvent résulter d'une gestion du temps inefficace. Donnez la priorité à vos tâches et prévoyez du temps pour des activités de soins personnels comme des exercices ou des techniques de relaxation.

Évitez les déclencheurs: Dans la mesure du possible, restez à l'écart des personnes ou des circonstances qui ont tendance à déclencher des comportements IMPAIRS. Préparez des mécanismes d'adaptation pour gérer les tensions dans ces circonstances si l'évitement n'est pas une option.

Pleine conscience: L'utilisation de techniques de pleine conscience peut réduire le stress et améliorer la santé générale. Les pensées et sentiments négatifs peuvent être atténués en pratiquant la pleine conscience, ce qui implique de prêter attention au moment présent sans porter de jugement.

Les méthodes susmentionnées peuvent ne pas fonctionner pour tout le monde, il est donc crucial de collaborer avec un expert en santé mentale pour créer un plan de traitement spécialisé pour faire face aux symptômes impairs.

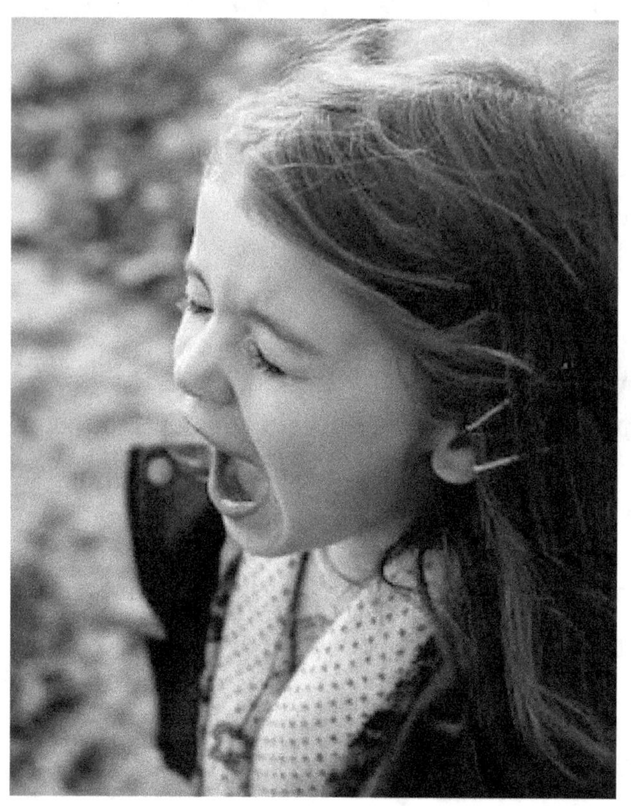

CHAPITRE 8

CONCLUSION

Un problème de comportement chez les enfants connu sous le nom de trouble oppositionnel avec provocation (ODD) se caractérise par un défi et une agression persistants.

Le niveau d'éducation semble jouer un rôle important dans l'émergence des ODD.

La formation en gestion parentale et en thérapie familiale sont des choix de traitement disponibles.

Les parents peuvent avoir du mal à gérer des enfants et des adolescents rebelles ou très perturbateurs. Bien qu'un comportement de provocation occasionnel chez les jeunes enfants et les adolescents soit courant, une conduite persistante et inappropriée peut signifier un trouble de provocation oppositionnelle. (IMPAIR).

Plans futurs pour le traitement et la recherche sur le trouble oppositionnel avec provocation

Voici quelques orientations futures possibles pour la recherche et le traitement des ODD :

Étude neurobiologique : Il existe de plus en plus de preuves que l'ODD est lié à des anomalies structurelles et fonctionnelles du cerveau. Les études futures pourraient se concentrer sur la recherche des circuits neuronaux précis connectés à l'ODD et sur la création de traitements ciblant spécifiquement ces circuits.

Examen génétique : Il existe des indications selon lesquelles l'ODD pourrait avoir des causes génétiques, mais les gènes et les voies précis impliqués dans ce trouble sont encore inconnus. Les études futures pourraient se concentrer sur la localisation de ces gènes et la création de traitements personnalisés basés sur la constitution génétique d'une personne.

Parentalité mesures: Certaines stratégies parentales ont été créées pour les enfants atteints d'ODD, mais leur efficacité s'est révélée incohérente. Les études futures pourraient se concentrer sur la détermination des meilleures techniques parentales et sur la création de traitements adaptés aux exigences de familles spécifiques.

Initiatives basées sur la technologie : Les enfants et les familles atteints d'ODD peuvent être touchés en grand nombre par des modifications technologiques, telles que des cours en ligne et des applications mobiles. Le développement et l'évaluation de ces approches pour vérifier leur efficacité pourraient faire l'objet d'études futures.

Compte tenu de la complexité de l'ODD, les études futures pourraient se concentrer sur la création d'approches multiformes intégrant diverses formes de traitement, comme la thérapie cognitivo-comportementale, la thérapie familiale et les médicaments.

En général, il reste encore beaucoup à apprendre sur l'ODD, et les études futures continueront probablement à explorer de nouveaux angles pour comprendre et traiter cette pathologie.

www.ingramcontent.com/pod-product-compliance
Lightning Source LLC
Chambersburg PA
CBHW051842250726
48659CB00005B/1971